FIÈVRE TYPHOÏDE & EAUX POTABLES

LES EAUX DE LAON

PAR

LE Dr BLANQUINQUE

Ancien-Interne des Hôpitaux de Paris

*Chirurgien en Chef de l'Hôtel-Dieu de Laon
et de la Clinique départementale d'ophtalmologie*

Médecin des Épidémies

Vice-Président du Conseil départemental d'hygiène

Professeur du Cours départemental d'accouchements

etc., etc.

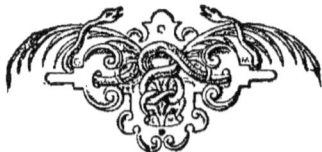

LAON

Imprimerie du *Journal de l'Aisne*, 22, rue Sérurier.

—

1904

FIÈVRE TYPHOÏDE & EAUX POTABLES

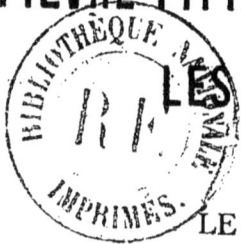

LES EAUX DE LAON

PAR

LE Dʳ BLANQUINQUE

Ancien Interne des Hôpitaux de Paris

*Chirurgien en Chef de l'Hôtel-Dieu de Laon
et de la Clinique départementale d'ophtalmologie*

Médecin des Épidémies

Vice-Président du Conseil départemental d'hygiène

Professeur du Cours départemental d'accouchements

etc., etc.

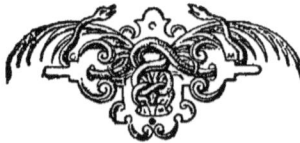

LAON

Imprimerie du *Journal de l'Aisne*, 22, rue Sérurier.

—

1904

RÉCOMPENSES OBTENUES COMME MÉDECIN
DES ÉPIDÉMIES.

1883 Médaille d'argent (Académie de Médecine).

1884 Rappel de Médaille d'argent (Académie de Médecine).

1886 Médaille de bronze (Ministère de l'Intérieur), sur la proposition du Comité consultatif d'hygiène et de salubrité.

1888 Médaille d'argent (Ministère de l'Intérieur), sur la proposition du Comité consultatif d'hygiène et de salubrité.

1891 Rappel de Médaille d'argent (Académie de Médecine).

1892-1893 Médaille d'or (Académie de Médecine).

1894 Rappel de Médaille d'or (Académie de Médecine).

1896 2e Rappel de Médaille d'or (Académie de Médecine).

1897 3e Rappel de Médaille d'or (Académie de Médecine).

1898 Médaille de Vermeil (sur la proposition du Comité consultatif d'hygiène et de salubrité).

1900 4e Rappel de médaille d'or (Académie de médecine).

1902 5e Rappel de médaille d'or (Académie de Médecine).

1903 Médaille d'argent pour le service de la vaccine (Académie de Médecine).

FIÈVRE TYPHOIDE & EAUX POTABLES

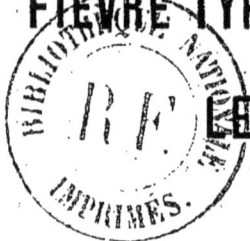

LES EAUX DE LAON

PAR

LE Dr BLANQUINQUE

Chirurgien en Chef de l'Hôtel-Dieu de Laon

Médecin des Épidémies, etc...

I.

La contagion de la fièvre typhoïde.

Personne ne contestant plus le rôle capital joué
par l'eau dans la propagation de la fièvre typhoïde,
il semble que revenir sur cette question déjà traitée
par moi en 1888, c'est vouloir enfoncer une porte
ouverte ; aussi n'est-ce pas le but essentiel de ce travail : ce que je me propose d'abord de démontrer c'est
que la contagion n'est pas *atmosphérique*, mais qu'elle
est *objective*.

Chez le phthisique, le crachat est considéré comme
l'agent habituel de transmission ; pour le varioleux les
germes répandus à la surface de la peau peuvent conta-
miner tous les objets en contact avec elle et l'on comprend la fréquence de la contagion dans de semblables
conditions ; dans la fièvre typhoïde l'agent contagieux
est contenu dans les matières fécales : les déjections,
voilà l'ennemi ! Que ces matières aient souillé l'eau de

consommation ou bien qu'elles aient pénétré dans l'économie par toute autre voie. Dans tous les cas, la *contagion est objective* ; ce n'est pas le malade qui est dangereux, ce n'est pas l'air qui l'environne : on peut entrer dans la chambre, le toucher sans courir aucun danger. Les exemples de contagion hospitalière sur lesquels j'aurai l'occasion de revenir, n'infirment en rien cette proposition. Cette notion n'est pas indifférente dans un temps où la phobie des microbes affole tant de gens.

Comme l'a déclaré le professeur Brouardel au Congrès de Vienne, c'est dans l'eau qu'il faut chercher la cause des épidémies, dans l'immense majorité des cas. Pour ma part, dans toutes les épidémies que j'ai eu à étudier depuis plus de 20 ans, c'est toujours l'eau qui m'a paru être l'agent de la propagation. Dans mes rapports annuels à l'Académie de Médecine et dans une étude publiée en 1888 dans le *Journal des Praticiens* (1), j'ai relaté une série d'épidémies très convaincantes : l'une d'elles, celle de Berrieux, rappelle en tous points l'épidémie d'Auxerre si bien étudiée par Dionis des Carrières : Dans cette commune la fontaine publique avait été empoisonnée par les déjections d'une typhique, jetées sur le fumier de cour d'une petite ferme située immédiatement au-dessus de la source qui alimente la dite fontaine. 25 personnes qui se servaient de cette eau furent atteintes dans l'espace de 20 jours (1882).

A Tergniers en 1891, la fièvre typhoïde a sévi dans les logements d'un vaste immeuble dont les habitants consommaient l'eau d'une seule pompe située dans une cour au milieu de huit cabinets d'aisance correspon-

---

(1) De la contagion et de la prophylaxie de la fièvre typhoïde, par le Dr Blanquinque (Revue de Clinique et de Thérapeutique, 1888).

dants à ces logements. Cette pompe surmontait un puits peu profond et les fosses d'aisance n'étaient pas étanches.

En 1895, à Ardon-sous-Laon, à Eppes, à La Ville-aux-Bois, à Chouy ce furent encore des puits peu profonds souillés par les eaux de surface qui furent manifestement la cause d'épidémies de dothienenterie.

En 1896, à Leuilly-sous-Coucy, 14 malades fournirent 6 décès ; ils s'alimentaient avec l'eau d'un puits dans lequel l'analyse bactériologique a révélé la présence du bacille d'Eberth.

Parmi les épidémies que j'ai observées, je puis encore citer celle de Sainte-Geneviève (1899) commune dans laquelle la fièvre typhoïde est endémique ; les eaux potables y sont de mauvaise qualité et l'analyse des eaux de 3 puits et de la fontaine publique (source mal captée) y a décélé de nombreux coli-bacille, et de la matière organique en abondance (3 milligrammes).

C'est encore à l'origine hydrique qu'il faut attribuer la persistance de la fièvre typhoïde à Paris et spécialement la recrudescence de 1899. Celle-ci a été imputable à l'eau de la Vanne (1). L'Avre a eu un rôle nocif nettement dominant de 1895 à 1899. Il faut avouer que les diverses eaux de source qui alimentent Paris ont toutes à leur actif des cas de fièvre typhoïde, ce qui d'ailleurs est parfaitement en rapport avec ce qu'on sait de leur nature et de leur provenance.

En 1898, le Dr Dupant a communiqué à la Société des Sciences médicales de Lyon, un travail sur une épidémie typhique survenue à Yvernet (Basses-Alpes), chez des soldats cantonnés dans ce village : 30 hommes furent atteints sur 37 qui avaient fait usage d'une eau de fon-

(1) (Rapport du Dr Thoniot à la Société médicale des Hôpitaux, 30 juin 1899).

taine desservie par une conduite exposée aux infiltra-
tions de fumiers et de latrines. Les 3 autres sections qui
ne consommaient pas la même eau ont été indemnes.
Les malades qui, pendant dix jours, ont été intimement
mêlés avec leurs camarades n'en ont contaminé aucun,
ce qui prouve bien que l'isolement des typhiques est
une question secondaire (1).

Je pourrais multiplier à l'infini les exemples d'épidémies d'origine hydrique, je crois inutile d'insister davan-
tage, cela n'a plus qu'un intérêt historique. Cependant,
dans une discussion récente sur la mortalité dans l'armée, un de nos confrères plus sénateur qu'hygiéniste
combattait encore cette étiologie et invoquait le surmenage, l'encombrement, l'insalubrité des casernes, etc....
Ces causes préparent le terrain, mais il faut y jeter la
semence pour que la maladie évolue. Cette semence est
le plus souvent contenue dans l'eau de boisson, on ne
saurait trop le répéter. La fièvre typhoïde est devenue
très rare dans l'armée allemande ; les quelques cas
observés sont pour la plupart dûs à des contagions
pendant les manœuvres. En 1899-1900, dans le 13ᵉ corps
d'armée (Wurtemberg) sur 21.581 hommes d'effectif
moyen, il y a eu *4 cas de fièvre typhoïde*. C'est certainement au contrôle incessant de la pureté des eaux que
l'on doit ces résultats (2). Un laboratoire de bactériologie
est attaché à chaque corps d'armée.

L'état de fatigue, de surmenage peut aussi hâter
l'éclosion de la maladie, l'incubation qui est de deux
semaines en moyenne, peut-être réduite à quelques
jours.

Ce n'est pas seulement par la boisson que l'eau conta-

---

(1) (Mémoires et comptc-rendus de la Société des Sciences médicales
de Lyon, 1898).

(2) La mortalité comparée des armées française et allemande de
1888 à 1900, par le Dᵣ Villaret (sem. méd. 1903).

minée peut-être dangereuse ; il ne faut pas se croire à
l'abri de la contagion parce qu'on n'a bu que de l'eau
minérale à ses repas. En 1888, j'ai eu l'occasion de
soigner un élève de Pasteur, à son retour de Marseille
où il était allé installer un laboratoire de bactériologie.
Fatigué du voyage, souffrant de la tête, il vint se repo-
ser à la campagne aux environs de Laon et y faire une
fièvre typhoïde légère. Me voyant, un jour, chercher les
taches rosées sur son ventre, il me dit : c'est inutile de
chercher la fièvre typhoïde, je n'ai bu que de l'eau minérale pendant tout mon séjour. Je n'insistai pas, mais
plus tard, il dut convenir que s'il avait surveillé son
eau de table, il n'en était pas de même de celle qui avait
été employée pour la toilette de la bouche, de celle qui
avait lavé les légumes, radis, salades servis à sa table ;
il avait aussi pu ingérer des huîtres et autres coquil-
lages d'origine suspecte.

On sait, en effet que les huîtres des parcs et réserves
établis dans les ports de mer à proximité des bouches
d'égout peuvent contenir du coli-bacille et le bacille
d'Eberth. Après avoir visité la plupart des parcs aux
huîtres de France, M. le Dr Mosny a très complètement
traité cette question dans la Revue d'hygiène et il a
indiqué les moyens de supprimer les causes d'infection (1).

A Bastia, le Dr Romaroni a constaté que la fièvre
typhoïde avait souvent pour cause l'ingestion de coquil-
lages pêchés sur des rochers non loin de l'endroit
où se déversent les égouts.

Mais c'est à Constantinople qu'on a pu prendre l'agent
pathogène en flagrant délit. Il n'y a pas de parcs aux
huîtres, celles-ci trouvent un milieu propre à leur
développement dans l'eau de la Corne d'Or où abou-

(1) Revue d'hygiène, 1899 et 190'.

fissent tous les égouts et toutes les eaux usées de la
grande ville ; à ce régime elles deviennent très grasses
et très savoureuses. M. le Dr Remlinger n'a pu réussir
à isoler le bacille d'Eberth dans les huîtres qu'il a
examinées, mais il y a trouvé le coli-bacille en abondance avec un grand nombre d'espèces putrides. Il
cite (1) de nombreux cas développés chez des gens
ayant mangé de ces huîtres 8 ou 10 jours avant de
tomber malades. Il y a quelques années, écrit-il, une
dizaine de hauts fonctionnaires de l'ambassade allemande payaient leur tribut à la fièvre typhoïde : ils
s'abstenaient d'eau par crainte de la contagion, ils ne
buvaient que de la bière, mais ils faisaient une grande
consommation d'huîtres.

Le lait mélangé d'eau, ou lavé dans des vases avec
de l'eau souillée peut, lui aussi, propager la fièvre
typhoïde. Ce mode de contagion a été surtout étudié
en Angleterre et en Amérique. Les expériences de Heim
(citées par Charcot, Bouchard et Brissand) démontrent
que le bacille typhique introduit dans le lait s'y con-
serve et s'y développe très bien. Il peut s'y retrouver
pendant 35 jours et 21 jours dans le beurre.

Le Dr Bruck a pu constater la présence du bacille
typhique dans de la crème et dans du beurre en
employant pour laver l'appareil et arroser la crème
de l'eau qui avait servi à laver du linge souillé par
des selles typhiques. Il en conclut que la maladie
peut-être facilement propagée par le beurre (1). Ces
expériences sont corroborées par plusieurs observations
et en particulier par celle du docteur Crivelli (de Mel-
bourne), publiée récemment dans le *Journal d'Huchard*.

Il n'est pas jusqu'aux mouches qui n'aient été accu-

---

(1) (Revue d'hygiène, octobre 1902).
(2) Bulletin de l'Institut Pasteur, 1903.

sées de propager le fléau. Mad° A. Hamilton a étudié le rôle de ces insectes dans une épidémie qui a sévi à Chicago en 1902. 18 tubes furent ensemencés avec des mouches recueillies dans deux cabinets d'aisance dépourvus de conduites de canalisation, sur des clôtures de cours, sur des murs de chambres de typhoïsants ; 5 de ces tubes ont parfaitement permis d'isoler le bacille d'Eberth. D'où cette conclusion que les déjections abandonnées à l'air libre peuvent par l'intermédiaire des mouches, devenir très dangereuses (2).

Pendant la guerre hispano-américaine, les camp de Cuba et de Porto-Rico ont été décimés par la fièvre typhoïde, 25 p. 0/0 des soldats en furent atteints. Dans ces campements les latrines étaient mal établies et mal entretenues. La mouche ordinaire vivant sur les matières fécales, on comprend combien il est urgent d'isoler et de désinfecter celles-ci. C'est ce que demandait, dans une circulaire adressée aux chefs de corps en 1898, le Dr Sternberg, chirurgien en chef de l'armée américaine.

J'en aurai fini avec les causes objectives quand j'aurai dit un mot de la contagion par la poussière fécale. Le fait primitivement signalé par le Dr Henrot, de Reims, a été vérifié de nouveau par le Dr Blanchard, médecin-major au 16me dragons. Les manœuvres d'escadrons avaient eu lieu, sur un champ fumé tous les ans par de l'engrais humain et les chevaux en galopant soulevaient une poussière pénétrant dans les voies respiratoires des soldats. La fréquence des complications pulmonaires, déjà observée par Henrot, trahissait bien le mode de pénétration du germe pathogène. L'infanterie qui habite des casernements contigus et qui boit la même eau, restait absolument indemne.

---

(1) Journ. of the Amér. méd. ass., 28 fév. 1903.
Sem. médicale, 2 sept. 1903.

C'est surtout dans les pays chauds et secs que cette cause pathogène acquiert de l'importance. A Tunis, où la fièvre typhoïde est relativement rare dans la population civile, une caserne (quartier Forgemol) a eu le triste privilège d'être souvent visitée par la maladie.

En 1897, 96 cas avec 20 décès se déclarèrent dans deux escadrons de chasseurs d'Afrique, alimentés par une eau de source excellente. L'origine hydrique ne pouvait être invoquée, pas plus que le surmenage, l'insalubrité des casernements, etc... Une enquête bien conduite révéla les faits suivants : à 300 mètres environ de la caserne se trouve un vignoble de 12 hectares sur lequel on répand le contenu des tinettes-égouts de l'hôpital du belvédère et de la caserne de la Kasbah. Or, du mois de mai au mois d'octobre 1897 il n'est pas tombé, à Tunis, une goutte de pluie. Par contre, des vents chauds et violents n'ont guère cessé de souffler sur le pays. Les conditions étaient donc très favorables pour que les matières fécales fussent desséchées réduites en poussière et entraînées au loin. L'analyse des poussières recueillies, soit au quartier, dans la cour ou les chambrées, soit sur les feuilles des végétaux entre le terrain d'épandage et le champ de manœuvres a permis de déceler la présence du coli-bacille. Quant au bacille d'Eberth on l'a rencontré dans la terre du champ d'épandage (1).

Cette propagation par la poussière fécale n'est-elle pas *objective* ? N'est-ce pas le germe pathogène qui pénètre dans l'économie à l'état sec au lieu d'y entrer à l'état de dilution ? Et n'avais-je pas raison de dire, en commençant cette étude : la *contagion est objective, elle n'est pas atmosphérique*. Aussi je n'hésite jamais, quand je

---

(1) Fièvre typhoïde et Engrais humain. Revue d'hygiène (février 1898) par les Drs Sanglé-Ferrière et Remlinger.

suis appelé près d'un typhique, à affirmer qu'il n'y a aucun danger de contagion pour l'entourage. Quand j'étais médecin de l'Hôtel-Dieu de Laon, je n'ai jamais isolé les typhiques et je n'ai jamais constaté de contagion parmi les malades de la salle commune. Ce n'est pas pour eux qu'est le danger, c'est pour les infirmiers et les gardes-malades, dont les mains sont souillées par les déjections et qui ne prennent pas des précautions rigoureuses et continues de désinfection.

Dans une épidémie observée à l'Asile de Bron en 1898, sur 35 cas on compte 16 infirmiers et infirmières, 2 buandiers. MM. Bard (de Genève) et Péhu (de Lyon), attribuèrent ces cas hospitaliers au transport des matières fécales (1).

Pour ma part, j'ai vu 3 cas de contagion : deux chez des femmes de chambre et un chez une enfant de 12 ans qui aidait habituellement une infirmière dans le maniement du bassin.

La rareté des cas intérieurs dans les hôpitaux avait déjà été remarquée par Louis et Chomel. Murchison n'a vu que 2 cas intérieurs sur 2.506 malades et Liebermeriter sur 1.900 cas n'en a compté que 45 contractés à l'hôpital.

La question de la contagion hospitalière soulève les difficultés d'interprétation qu'il est facile de résoudre. On doit, avant tout, se demander si les cas observés ne résultent pas d'une contamination par l'eau distribuée à l'hôpital. C'est à cette conclusion qu'est arrivé Troisier pour expliquer une petite épidémie survenue à l'hôpital Beaujon en 1900 et c'est celle que j'ai tirée de deux cas observés dans les conditions suivantes :

En 1899, dans une de mes salles de chirurgie, une

---

(1) Revue d'hygiène, 1900.

malade de 16 ans et une enfant de 7 ans ont été prises de fièvre typhoïde, alors qu'elles étaient hospitalisées depuis plusieurs mois et qu'elles n'avaient pas bu d'eau en dehors de l'Hôtel-Dieu. La première était allée, dans une salle de médecine, voir une compatriote atteinte de dothienentérie : il semblait bien, dans l'espèce, que c'était par l'air que s'était produite la contagion, car cette jeune fille n'avait pas eu le moindre contact, déclarait-elle, avec les vases contenant des matières diarrhéiques, elle n'avait pas aidé ou suppléé l'infirmière pour mettre la malade au bain ou la changer de linge. J'avoue que cela me déroutait singulièrement et j'arrivais à douter du diagnostic porté sur cette malade pour laquelle la séro-diagnose n'avait pas été faite. Six semaines après, l'enfant de 7 ans, guérie d'une résection du calcanéum, présentait tous les signes d'une fièvre typhoïde ; c'était en septembre, au moment où le quartier militaire était encombré par les malades du 128e de ligne, provenant du camp de Sissonne. Ce quartier est tout à fait séparé des salles civiles et la contagion par l'air me parut absolument impossible. Cette fois je dirigeai mon enquête du bon côté et j'appris que les malades de ma salle des femmes buvaient de l'eau fournie par deux robinets : l'un donnant de l'eau de concession et l'autre (le plus rapproché) fournissant une eau de concession mélangée d'eau de citerne. Cette enfant en avait bu beaucoup pendant les grandes chaleurs de l'été, malgré les recommandations qui lui avaient été faites. Je fis analyser par M. Gaillot, directeur du laboratoire de la Station agronomique, ces deux eaux recueillies dans des vases stérilisés et l'examen révéla la présence de nombreux coli-bacilles dans l'eau mélangée, tandis que la première était exempte de tout microbe pathogène.

Inutile de dire combien je fus satisfait de ce résultat

qui projetait la lumière sur l'obscurité du premier cas et qui confirmait pleinement l'opinion que je défends depuis plus de vingt ans.

Ce qui a fait croire à la contagion par l'air, c'est que plusieurs membres de la même famille sont parfois atteints successivement après s'être visités ; on ne réfléchit pas à ceci, que des repas ont souvent été pris dans la maison du malade, qu'on a bu la même eau que lui et qu'on a pu aussi lui rendre quelque service de garde-malade.

Dans les discussions soulevées en 1886 et en 1899 à la Société médicale des hôpitaux de Paris, sur la contagion hospitalière, la plupart des membres de cette Société en ont signalé la rareté et ont attribué les quelques cas observés, soit aux eaux de l'hôpital, soit aux petits services que les malades se rendent entre eux en faisant fonction d'infirmier.

Cependant, M. le professeur Combemale a publié dans l'*Écho médical du Nord* (1899), deux cas de fièvre typhoïde survenus chez un homme et une femme ayant rempli le rôle d'infirmiers près d'une belle-sœur qu'on devait mettre au bain toutes les 3 heures, dont il fallait changer les linges, etc... Instruits des dangers de la contagion, ces personnes très intelligentes s'étaient astreintes à ne pas se mettre à table sans s'être lavé les mains, à les nettoyer avec du laurénol après chaque bain et chaque fois qu'elles avaient touché un objet souillé ; elles ne buvaient que de l'eau de Vals. M. Combemale est porté à croire à une contagion à distance ou à ces cas spontanés que les médecins militaires signalent chez les jeunes soldats aux périodes d'entraînement des troupes. Il avoue, cependant, que, vraisemblablement, les soins de propreté ont pu être négligés plus d'une fois ou qu'ils n'ont pas été poussés assez loin. Là, encore les fatigues excessives des veilles, des bains donnés toutes les trois heures ont préparé le terrain où la semence a germé. Quand on sait combien il est difficile de faire une antisepsie irréprochable, on admet difficilement qu'une désinfection mathématique, sans un oubli, sans une défaillance, puisse être appliquée pendant un mois à des mains contaminées à tout instant.

Sans doute, il n'est pas toujours facile de trouver la cause objective d'un cas isolé et, faute de mieux, on peut imaginer une sorte de saprophytisme du bacille d'Eberth dont la virulence s'exalte tout-à-coup quand la résistance de l'organisme diminue chez le sujet qui en est porteur. Ce ne serait pas une génération spontanée, ce serait le retour à l'état sauvage d'un bacille domestiqué, comme on l'admet pour le pneumocoque hôte habituel de la bouche qui peut, dans certaines conditions, devenir infectieux et causer une pneumonie ? ?

Je déclare que je n'ai jamais eu besoin de recourir à ces ingénieuses explications ; dans les cas isolés que j'ai eu à traiter, il s'agissait toujours de malades revenus depuis une quinzaine de jours des villes aux eaux suspectes (Paris, Le Hâvre, Marseilles, Cherbourg, etc...). Aussi je persiste à croire que les germes de la fièvre typhoïde ne flottent pas dans l'atmosphère qui entoure les malades, ils sont contenus dans les déjections et la prophylaxie doit avoir pour but principal de désinfecter les matières excrémentitielles, de les enfouir de manière à préserver les eaux potables de toute consommation. Pour éviter l'effet nocif des champs d'épandage, il faut les tricycler, les herser ; on hâtera ainsi la nitrification, l'oxydation des matières organiques.

Il est certainement utile, dans les hôpitaux, d'isoler les typhiques pour la commodité du service, mais cela n'a qu'une importance secondaire au point de vue de la contagion car, je le répète, celle-ci est *objective*, elle n'est pas *atmosphérique*.

II

Les Eaux potables dans les terrains calcaires.

La condition essentielle d'une eau potable, c'est de ne contenir aucun germe pathogène. On ne la rencontre guère dans les eaux de fleuves et de rivières au voisinage des villes ; d'après les analyses de Miquel l'eau de Seine au pont d'Austerlitz contient 40.000 microbes par centimètre cube et 106.000 au pont de Sèvres (en amont du grand égout collecteur). D'après Koch la Sprée à Berlin en contient 125.000. Aussi les grandes villes d'Europe ont renoncé depuis longtemps à utiliser ces eaux pour l'alimentation. Il n'en est pas de même en Amérique où, paraît-il, de grandes villes comme Boston, Philadelphie, New-York, Baltimore tirent leurs eaux de boisson des cours d'eau sur lesquels elles sont situées. D'autres, comme Buffalo, Cleveland, Chicago s'alimentent avec l'eau des grands lacs dans lesquels le deversent les eaux ménagères et le reste.

Pour Chicago, par exemple, située sur le lac Michigan on a reporté à 7 kilomètres de la rive les prises d'eau de concession ; malgré cela lorsque certains vents règnent, l'eau des égouts est chassée dans les prises d'eau et aussitôt les conduites municipales en sont infectées. Malheureusement, les travaux d'adduction analogues à ceux que l'on a exécutés pour Paris, pour Vienne, ne seraient pas praticables en Amérique en raison des conditions géographiques du pays. On doit se résoudre à purifier l'eau au moyen d'immenses filtres de sable (Boston, Philadelphie). Il ne faut pas s'étonner, avec une situation hygiénique aussi déplorable, de la grande fréquence de la fièvre typhoïde dans ces villes. Dans les hôpitaux de Buffalo, de Chicago, ce sont des salles entières, des services entiers qui sont consacrés aux typhoïdiques (1).

On arrive, au contraire à faire disparaître la maladie lorsqu'on peut capter et distribuer des eaux exemptes de tout microbe pathogène. Voici, les résultats obtenus à Vienne (Autriche) (2).

De 1851 à 1860, il meurt 10.539 typh. soit 2,22 pour mille.

De 1861 à 1870, il meurt 6.486 typh. soit 1,15 pour mille.

En 1874, diminution de moitié par l'amenée des eaux de sources. Dès 1875, on est au-dessous de 0,30 pour 1.000 et dès 1886 au-dessus de 0,10 ; c'est presque la disparition complète. Cette diminution marche de pair avec l'accroissement du nombre des maisons abonnées à la distribution d'eau.

Pour avoir une eau de bonne qualité il faut donc souvent avoir secours aux sources et aux nappes souterraines. Sans une étude approfondie on s'expose à bien des désillusions surtout quand ces sources émergent dans des terrains calcaires.

Ce sont ces déconvenues qu'on a envisagées quand on a parlé de la faillite des sources. Le Dr Thoinot en a cité un bien curieux exemple à la société de médecine publique :

Une puissante source jaillissant au pied d'un haut plateau (à 2 kil. de Bar-le-Duc) débite plus de 500 litres à la seconde en hiver et 40 en pleine sécheresse, cette eau semblait une des plus pures de France.

Malgré cela la f. t. restait en permanence dans la ville et dans la garnison. Au début de 1900, il y eût 9 décès

---

(1) La fièvre typhoïde en Amérique par le Dr Francis Munch sem. méd. 1er avril 1903.
(2) Rev. d'hygiène 20 déc. 1902.

au régiment et 6 en ville. Dans un quartier ouvrier privé d'eau de concession, pas de f. t. Le Dᴿ Legrand, médecin-major du 94ᵉ d'infanterie, démontra la corrélation constante entre les grandes pluies et l'apparition de l'épidémie typhique. Alors l'eau devenait trouble et mauvaise. Comment expliquer pareil phénomène autrement que par la pénétration des eaux de surface dans la nappe profonde ?

Le haut plateau qui surplombe la source est constitué par un terrain calcaire à fissures nombreuses, il y a des trous, des bétoires, des souterrains même ; au moment des pluies, les eaux de surface de ce plateau cultivé entrainent dans la profondeur toutes les impuretés des fumiers, des engrais. Ce n'était pas une simple hypothèse car la fluorescine étendue d'eau jetée dans un de ces bétoires parvint à colorer l'eau de la source de Fains. Cette belle source jaillissante n'était donc pas formée par de l'eau suffisamment filtrée à travers le sol, c'était de l'eau de surface circulant dans les failles de la craie (1).

Des expériences du même genre ont démontré que les eaux de la ville de Pau fournies par une magnifique source jaillissante appelée : œil de Néez, sont une dérivation du Gave d'Ossau. Les eaux de cette source se troublent quand, après un violent orage, les eaux du Gave viennent elles-même à se troubler. Je dois ajouter qu'elles sont néanmoins excellentes, le Gave coulant sur un terrain granitique et n'ayant arrosé aucun localité importante avant la dérivation (2).

Le Dᴿ Fiessinger (3) a également rapporté à l'Acadé-

---

(1) Etud; des pollutions profondes des sources de la craie et du calcaire. Thoinot, 1901.

(2) Recueil des travaux du conseil départemental d'hygiène des Basses-Pyrénées (1897, 1898).

(3) Ac. de méd séance du 15 mai 1902.

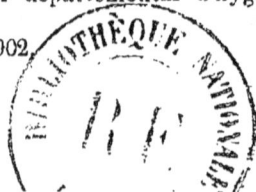

mic de médecine l'histoire d'une épidémie qui sévit depuis 8 ans dans une petite ville du Jura (800 cas et 80 morts environ) et qui est causée par une source du système vauclusien. Cette source jaillit à la base d'une montagne et elle est alimentée par un ruisseau souterrain qui s'enfonce dans le sol à proximité d'habitations où a régné la f. t. M. Chantemesse a vérifié l'exactitude de ces faits ; par l'analyse il a trouvé dans l'eau des germes pathogènes, comme à Bar-le-Duc.

En général, il faut donc se défier des sources qui ont un débit trop abondant, trop bouillonnant, qui se troublent après les orages ; dans l'espéce il ne s'agit plus d'une eau qui filtre à travers les couches du terrain, c'est le plus souvent l'émergence de ruisseaux souterrains. C'est parce qu'il n'ignorait pas ces particularités que M. Limasset, ingénieur en chef des ponts et chausées du département de l'Aisne a pu renseigner la ville d'Hirson sur la nature d'une source qu'une première étude avait déclarée excellente. Elle se présentait avec un aspect limpide, émergeant dans la vallée de l'Oise au pied du fort, parmi les éboulis du terrain calcaire, au-dessus des argiles du lias. Les calcaires sont extrêmement fendillés, ils absorbent la majeure partie de l'eau des pluies et des neiges qui s'emmagasine dans les vides et forme une nappe abondante au-dessus de l'argile imperméable. Pendant les travaux de nivellement on s'aperçut un jour, que l'eau d'abord limpide était devenue louche ; au même moment un gouffre s'était ouvert au fond d'un égout qui recueille les eaux du quartier de la gare. Pour s'assurer que la source avait été troublée par l'eau d'égout on versa une solution de fluorescine dans le gouffre ; une heure après l'eau prit une belle couleur verte. L'eau de l'Oise était teinte également sur une grande étendue ainsiqu'un grand nombre de puits du voisinage. M. Limasset a calculé que la vitesse de l'eau dans le sous-sol était de 0,30 à 0,50 par seconde ; ce qui suppose des fissures draînantes d'une section considérable. Grâce à l'intervention de cet éminent ingénieur la ville d'Hirson dût renoncer à son projet de captation.

Malgré ces exemples, ce serait une profonde erreur de croire qu'il n'y a pas de bonnes sources dans les terrains calcaires ; c'est cependant l'opinion qu'a émise au congrès de Bruxelles (1) M. Martel, le Spéléologue distingué auquel on doit la découverte de gouffre de Padirac. « Le calcaire, dit-il, n'est pas un filtre, ni même « une éponge, c'est un crible un tamis aux mailles « irrégulières ». S'il en était ainsi, on serait bien embarrassé pour trouver une bonne eau dans les bassins de Paris et de la Somme, dans une grande partie de l'Italie et de l'Angleterre. Or, dans ces contrées les meilleures sources sont issues des calcaires. Ces eaux sont, il est vrai, extrêmement variables selon leur provenance et il y a lieu de distinguer celles qui proviennent de la craie fendillée ou de la craie compacte. Les fissures de la craie deviennent, d'ailleurs, de plus en plus rares, à mesure que le point de la masse crayeuse qu'on considère est plus profondément enfoncée au-dessous du sol. Au niveau de la craie compacte, on trouve des eaux excellentes.

La constance de la température en été et en hiver indique un séjour souterrain prolongé avec des chances plus grandes d'épuration. Un degré hydrotimétrique élevé dénote également un contact prolongé avec la craie. Ces caractères ne se rencontrent plus quand les eaux de surface pénétrant brusquement par des fissures dans la nappe souterraine en font varier la composition. J'ai pu vérifier ces variations pendant l'année 1903

---

(1) Congrès d'hygiène, septembre 1903.

dans la commune de Bucy-lès-Pirrepont. Une analyse des eaux des 11 puits de la commune faite en mai avait démontré que 5 d'entre eux étaient contaminés ; en octobre une nouvelle analyse était négative au point de vue des germes pathogènes.

La profondeur de la nappe d'eau n'est donc pas une garantie de sa pureté, car si la terre est un excellent filtre c'est à la condition qu'elle soit d'une épaisseur assez considérable et qu'elle ne soit pas crevassée.

A la Ville-aux-Bois-lès-Dizy où la fièvre typhoïde est endémique, les puits ont 49 mètres de profondeur, l'eau en a été examinée en 1894 au laboratoire départemental de bactériologie et elle a été reconnue infectée. Dans l'un d'eux elle contenait 11 milligrammes de matière organique par litre ! Comme le village de Bucy-lès-Pierrepont celui-ci est bâti sur un terrain de calcaire grossier.

Il faut dire que les puits sont parfois la cause de pollution pour la nappe d'eau souterraine car ils sont souvent mal protégés contre les eaux de surface par des margelles insuffisantes ; ils ne sont pas toujours couverts et des immondices de toutes sortes peuvent y tomber ; le va-et-vient des seaux qui ont séjourné sur le fumier avant d'être descendus dans le puits peut également être une source d'infection.

L'installation de pompes constitue un grand progrès à ce point de vue ; ainsi, dans la localité que je viens de citer, les 6 puits ayant été surmontés de pompes, une analyse faite en septembre 1903, à l'occasion d'une nouvelle épidémie de fièvre typhoïde, a donné de meilleurs résultats puisqu'un seul était pollué par des espèces pathogènes. La preuve de la perméabilité trop grande du terrain est fournie par ce fait qu'un des abreuvoirs du pays presque toujours à sec et ne contenant qu'une eau croupissante et vaseuse, se vide en très peu de temps lorsque de grandes pluies viennent à le remplir. Ces pluies

entrainent alors dans la profondeur du sol toutes les impuretés de la surface.

Les eaux profondes seraient presque toujours de
bonne qaulité si elles ne recevaient pas les eaux superfi-
cielles avec les impuretés qu'elles entrainent sans filtra-
tion suffisante. Il est donc absolument nécessaire de
protéger les sources et les nappes d'eau souterraine par
un périmètre de terrain sur lequel on ne devra déver-
ser aucune immondice, déposer aucun engrais.

C'est pour assurer cette protection des sources et
nappes souterraines que les auteurs de la loi sur la
santé publique ont spécifié dans l'article 10 que :

« Le décret déclarant d'utilité publique le captage
« d'une source pour le service d'une commune déter-
« minera s'il y a lieu, en même temps que les terrains,
« d'acquérir en pleine propriété, un périmètre de pro-
« tection contre la pollution de la dite source. Il est
« interdit d'épandre sur les terrains compris dans ce
« périmètre des engrais humains et d'y forer des puits
« sans l'autorisation du préfet etc.... Ces dispositions
« sont applicables aux puits et galeries fournissant
« l'eau potable empruntée à une nappe souterraine. »

Si on appliquait cette disposition aux puits déjà exis-
tants, on en supprimerait plus de moitié dans la plupart des villages où on les voit souvent environnés de
fumier ou d'étables. Au mois de décembre dernier, j'ai
été chargé d'étudier une épidémie dans le village d'Aul-
nois-sous-Laon : 7 cas s'étaient déclarés dans trois maisons voisines ; ces maisons sont toutes pourvues de puits
peu profonds, le premier est contigu à des niches à lapins,
le second contigu à un poulailler, à une étable à porc,
etc... M. Gaillot a trouvé dans l'eau de ces puits de
l'ammoniaque, du coli-bacille, des chlorures et de la
matière organique en abondance. En dehors des infiltra-
tions par le sol calcaire, ils sont encore souillés par les

eaux de surface et par toutes sortes d'impuretés, n'étant pas couverts et n'ayant pas de margelles suffisantes.

Bien que je n'ai pas à m'occuper ici de la prophylaxie, je dois dire qu'il est facile de guérir ces puits malades par le permanganate de potasse : 0,10 par litre est une dose suffisante. On ne doit en permettre l'usage qu'après une nouvelle analyse démontrant la disparition des germes pathogènes et de la matière organique en excès.

La plupart des grandes villes, par des adductions d'eaux de sources éloignées de tout groupement humain ont vu disparaître le danger des eaux contaminées ; la ville de Laon est une de celles, qui sont le mieux partagées à cet égard ; aussi la fièvre typhoïde y est-elle devenue excessivement rare depuis que l'usage des eaux de concession s'est généralisé et les quelques cas isolés que j'ai eus à traiter sont survenus chez des sujets de retour d'un voyage récent pendant lequel ils avaient pris le germe de la maladie — comme j'ai eu l'occasion de le dire précédemment.

III

Les eaux de Laon.

Jusqu'en 1873, les habitants de la ville de Laon (plateau et faubourgs) n'avaient pour s'alimenter que l'eau des puits creusés dans le sol et l'eau des fontaines qui jaillissent à flanc de coteau. La quantité en était absolument insuffisante pour le lavage des rues, pour les besoins de l'hygiène moderne et surtout pour le cas d'incendie. C'est cette considération qui avait spécialement attiré l'attention publique lorsque la municipalité présidée par M. Vinchon révolut de doter la ville d'une distribution abondante d'eau potable.

L'analyse des eaux du plateau faite en 1865 par MM. Dominé et Jozon vint démontrer que leur qualité était très défectueuse, — ce que l'on soupçonnait déjà pour plusieurs d'entre-elles. Les résultats de cette analyse (tableau I) furent les suivants : 18 échantillons sur 33 ayant un degré hydrotimétrique dépassant 50° étaient impropres à tout usage domestique, 2 seulement avaient un titre hydrotimétrique inférieur à 30° (Place St-Etienne 24°, puits de l'évéché 27°). Celui qui détenait le record provenait du puits de la rue David, avec 100°, e'est-à-dire qu'il contenait 100 centigrammes de sels terreux par litre (carbonate et sulfate de chaux, sulfate de magnésie, etc...) Les analyses ont été contrôlées en 1868 par le célèbre ingénieur Belgrand, inspecteur général des ponts et chaussées, directeur du service des eaux de la ville de Paris qui a complété ce travail par l'examen de 20 puits et sources des faubourgs. (Tableau II).

A cette époque, on ignorait le moyen de doser la matière organique contenue dans l'eau, on ignorait à plus forte raison les procédés de recherche des germes pathogènes. Belgrand en était réduit aux conjectures à ce sujet. « Alors même, disait-il, qu'il serait démontré que « pas une parcelle des matières fécales qui se perdent « dans les fosses de Laon, n'arrive à la nappe souter- « raine, une bonne partie de la population repousserait « le projet (d'utiliser cette eau) ; il n'est agréable pour « personne de penser qu'il peut y avoir une goutte « d'urine dans le verre d'eau qu'on boit ; l'eau distribuée « dans une ville doit être à l'abri même du soupçon » (1).

En 1898, il ne restait plus que 12 puits ou fontaines publics sur le plateau. M. Gaillot, directeur du laboratoire de bactériologie fut prié d'en faire l'analyse complète (tableau III), Ce résultat fut pitoyable puisque

---

(1) Rapport de M. Belgrand sur les eaux de Laon 1869. Page 9.

7 d'entre-eux étaient infectés par le coli-bacille, hôte habituel de l'intestin, et qu'une seule était potable.

En examinant ce tableau, on voit que certaines de ces eaux contiennent des quantités considérables de chlore, jusqu'à 196 et 252 milligrammes ; or, le comité consultatif d'hygiène considère qu'une eau n'est pas potable quand elle renferme plus de 40 miligrammes de chlore.

Cet excès de chlore, la présence du coli-bacille,, l'abondance de la matière organique ne laissent aucun doute sur la contamination de ces eaux par l'urine et les matières fécales.

A la suite de cette enquête, les pompes de la place de de l'Hôtel-de-Ville et de la rue de Chat ont été supprimées. Il serait bon, comme l'a demandé M. Rol en 1898 dans un rapport lu au conseil municipal, de supprimer toutes les autres, sauf celle de la place du Lycée.

Si on recule devant cette mesure radicale, il est indispensable d'avertir le public du danger qu'il peut courir, en plaçant au-dessus de la pompe un avertissement ainsi conçu ; *Cette eau n'est pas bonne à boire.* Il sera facile de rémedier à cet état de choses quand on répartira les nouvelles bornes-fontaines qu'un nouveau traité oblige la Compagnie des eaux à établir.

L'état d'infection du sous-sol et de la nappe d'eau s'explique par la constitution géologique de la butte de Laon. Au-dessous du calcaire grossier dont la base emprisonne de nombreux nummulites, se trouve une couche d'argile de 0,40 à 1 mètre d'épaisseur. Elle retient les eaux de surface dans des espèces de bassius irréguliers qui alimentent les puits au niveau du 3e étage des caves (1).

Plus profondément on rencontre les couches épaisses des sables inférieurs. Ces sables sont d'excellents filtres,

---

(2) D'Archiac, Géologie du département de l'Aisne.

aussi les eaux qui naissent au pied de la colline sont-elles généralement de bonne qualité. Cela n'était pas ignoré des Laonnois qui achetaient autrefois l'eau de la fontaine Bousson montée en ville à dos d'ânes.

Les eaux des faubourgs (tableau IV), au moment de l'analyse de Belgrand, avaient un titre hydrotimétrique peu élevé ; à Vaux et à Laneuville deux seulement titraient 44° et 45°. Un examen plus complet a été fait d'après les méthodes modernes par M. Gaillot (tableau n° IV) en 1898 ; il a donné des résultats peu différents au point de vue des sels terreux, sauf pour les puits du faubourg de Vaux dont la population s'est considérablement accrue. Dans ce faubourg sur 5 puits publics munis de pompes, un seul a présenté une eau potable (maison Clarot). Celle de la rue de la Tuilerie contenait 37 milligrammes de matière organique et du coli-bacille — une vraie purée — Les 3 autres (rue du Pontceau, rue de l'Eglise, rue de la Hurée) étaient exemptes de germes pathogènes mais on y a trouvé trop de chlore et trop de matière organique.

Une 6e fontaine (maison Pommerat) a donné en 1899 le chiffre extrême de 102° hydrotimétrique avec 0,160 de chlore, 2 milligrammes 125 de matière organique et du coli-bacille (Belgrand n'avait noté que 45° hydrotimétrique). Une borne-fontaine avec eau de concession a remplacé ce puits.

Le sous-sol des villes est presque toujours infecté ainsi que la nappe d'eau quand elle est peu profonde. Cet empoisonnement était de règle au moyen-âge, quand à Laon, comme ailleurs, on ignorait les principes de la plus sommaire hygiène. Comment s'étonner que la Peste fût la condition normale de cette époque, quand on sait qu'au xve siècle, on n'enlevait pas dans les rues les immondices dont on laissait aux chiens errants le soin de débarrasser la voie publique ? — Quand les

chiens avaient trop pullulé, on faisait venir des tueurs
de Belgique et d'Artois qui les massacraient par cen-
taine ; en 1497, ils en assommérent ainsi 556 en six jours,
dans les rues de Laon (1).

Dans beaucoup de villes du midi cette habitude de
tout jeter à la rue existait encore assez récemment.

L'enlèvement des boues et des ordures était plus
difficile à Laon qu'ailleurs, alors que l'accès de la ville
n'était pas facilité par les routes qu'on voit aujourd'hui
s'enrouler autour de ses flancs.

L'eau des pluies pénétrait dans le sol, entraînant dans
la nappe d'eau une partie de ces horreurs.

Dans cette ville étroite, serrée dans son corset de
pierre, huit ou dix cimetières enveloppaient les églises
dont les dalles recouvraient elles-mêmes de nombreuses
sépultures. C'était encore une source d'infection du
sous-sol. Si l'on veut avoir une idée de ce qu'était
l'hygiène d'une ville au moyen-âge, il faut lire le travail si intéressant qu'à publié M. Édouard Fleury, sur
la peste dans les diocèses de Laon et de Soissons, on
y trouvera des détails très curieux que je ne puis rap-
porter ici.

Paris, lui-même, n'était pas beaucoup mieux partagé
puisqu'en 1372 une ordonnance interdisait de jeter par
les fenêtres les ordures ménagères. C'est seulement en
1583 que les fosses d'aisance étaient déclarées obliga-
toires et en 1700 il subsistait encore des maisons « sans
fosses, ni retraits » (2).

Aujourd'hui, dans nos villes modernes et en particulier à Laon, l'hygiène a fait des progrès considérables :
les cimetières sont extériorisés, les abattoirs publics

(1) La Peste dans les diocèses de Laon et Soissons, par E I. Fleury,
1873.

(2) Ordonnance de police du 9 octobre 1700 (Chronique médicale,
juin 1899.

ont remplacé les tueries particulières, les immondices sont enlevées régulièrement ; si on ne peut songer à purifier le sous-sol qui continue a être infecté par les fosses d'aisance non étanches, du moins on y a remédié par l'adduction d'eau potable de bonne qualité. Avec son air pur, et sa situation dominant de 120 mètres la plaine environnante, la ville de Laon est, de ce fait, une des plus salubres (1).

Après avoir lu ce qui précède, on s'explique mal l'opposition ardente et tenace qu'a rencontrée la municipalité quand il s'est agi de capter et de distribuer l'eau prise à Ardon. Au début c'était l'eau de la source même de l'*Ardon* (le Plumat) qui devait être conduite à l'usine élévatoire dont on voit la cheminée au pied de la promenade de la Couloire. En faisant les fouilles des bâtiments on a trouvé dans le sol une nappe d'eau tellement abondante qu'on a jugé inutile d'aller la chercher 1.500 mètres plus loin. On n'a pas eu à s'en repentir car cette eau est un peu supérieure comme qualité à celle du Plumat : M. Robinet, membre de l'Académie de médecine qui a analysé celle-ci en 1867 y avait trouvé 34° à l'hydrotimètre, l'eau prise dans les conduites ne titre que 25°. Ce chimiste n'hésitait pas à la classer parmi les eaux de première qualité parce qu'elle ne contient ni sulfate de chaux, ni chlorures. Il a pu en conserver pendant trois mois, elle était aussi limpide qu'au premier jour, il n'y avait aucun dépôt dans le flacon.

L'opposition dont Melleville, l'historien de Laon, était le porte-parole, faisait au projet admis par le Conseil municipal des objections nombreuses, pour la plupart, bien mal fondées.

Une brochure distribuée en ville formulait les accu-

---

(1) Voir tableau V. Mortalité dans la ville de Laon.

sations suivantes : cette eau n'est pas propre à tous les usages domestiques, elle gâte les dents, engendre les goîtres, produit des engorgements dans l'intestin et des calculs dans la vessie ! J'ai entendu plusieurs fois répéter ces accusations par des gens qui concluent par analogie ; en voyant les sels de chaux se déposer dans les chaudières après l'ébullition de l'eau, ils croient que ces sels peuvent aussi déposer dans nos tissus ; ils ne paraissent pas comprendre que ce phénomène chimique est la conséquence de l'ébullition.

Lorsqu'on fait bouillir pendant 15 à 20 minutes l'eau de l'*Ardon*, elle se trouble ; refroidie elle n'a plus que 13° au lieu de 30 ou 33 (1). Cela est dû à la précipitation de la majeure partie du bicarbonate de chaux converti en carbonate moins soluble par l'évaporation de l'acide carbonique. Rien de semblable ne peut se passer dans le corps humain et ces craintes sont chimériques. Il en est de même pour le goître ; jamais les eaux calcaires n'en ont été la cause, je dirai même, au contraire, puisque le goître s'observe surtout dans les montagnes de la Savoie où l'on consomme une eau provenant de la fonte des glaciers, ne contenant pas de sels de chaux.

Autrefois, il y avait, paraît-il, des habitants d'Ardon atteints de goître ; je pense qu'il fallait vraisemblablement accuser l'usage de la hotte dont les bretelles en comprimant les veines jugulaires et sous-clavières congestionnent les vaisseaux du cou. On ne voit plus ces difformités depuis que les maraîchers peuvent monter leurs légumes en ville autrement que sur leur dos.

On disait aussi : la ville de Laon étant bâtie sur un plateau perméable qui absorbe toutes les eaux plu-

---

(1) Robinet : Qualité des eaux de l'*Ardon*, 1867. — (Imprimerie de Coquet et Stenger).

viales, ne serait-il pas possible d'alimenter la ville avec la nappe souterraine ? cette nappe étant située à une faible profondeur au-dessous du niveau des rues, le travail des machines élévatoires serait considérablement réduit.

Ce que j'ai dit de l'empoisonnement du sous-sol, répond péremptoirement à cette objection.

Une autre plus sérieuse, mérite d'être réfutée plus longuement : on s'est demandé, avec quelqu'apparence de raison si les eaux de l'*Ardon* et par conséquent, si la nappe d'eau souterraine ne recevaient pas une notable quantité d'eau des marais environnants. Avec sa compétence incontestable, Belgrand a dissipé ces inquiétudes par des arguments très ingénieux que je demande la permission de citer textuellement (1) :

« *Nous avons la certitude que les sources de l'*Ardon
« *ne reçoivent pas une seule goutte d'eau de marais et*
« *qu'elles sont alimentées uniquement par les nappes*
« *souterraines.* Nous avons beaucoup étudié les sources
« de la craie et nous devons entrer ici dans quelques
« développements pour bien faire comprendre leur
« régime.

« Tous les cours d'eau de la Champagne qui, de
« même que l'*Ardon*, coulent dans la craie blanche.
« sont alimentés uniquement par des sources ; les
« eaux pluviales passent toujours par les nappes sou-
« terraines avant d'arriver aux ruisseaux.

« C'est seulement à la suite d'orages extraordinaires
« et très-rares que les eaux pluviales ruissellent pen-
« dant quelques heures à la surface du sol. La craie
« blanche étant excessivement fendillée à sa surface
« les eaux pluviales sont absorbées sur place, au point
« même où elles tombent. Mais les fissures de la craie

(1) *Loco citato*, page 4.

« devenant de plus en plus rares au fur et à mesure
« que le point de la masse crayeuse qu'on considère
« est plus profondément enfoncé au-dessous du sol, la
« plus grande partie de ces eaux reste à une faible pro-
« fondeur et circule dans les fissures même de la craie.
« Ce sont ces nappes souterraines peu profondes qui
« alimentent tous les puits et les ruisseaux du pays.

« Les ruisseaux ne coulent que dans les vallées les
« plus profondes, les vallées secondaires restent habi-
« tuellement sèches. Elles sont cultivées jusqu'au fond
« sans qu'on ait ménagé ni fossé, ni canal pour assu-
« rer l'écoulement des eaux pluviales. Comme les
« côteaux et les plateaux voisins elles offrent l'image
« de l'aridité la plus absolue.

« Les vallées principales présentent un aspect bien
« différent. Comme elles sont assez larges, que leur
« fond est plat, et qu'elles constituent le drain qui
« attire les eaux pluviales absorbées sous les plaines
« du voisinage par les fissures de la craie, une multi-
« tude de sources jaillit de chaque côté du thalweg,
« et entretient le large fond de ces vallées dans un état
« d'humidité très-favorable au développement des
« plantes aquatiques. La vallée ne recevant jamais
« d'eau de superficie, ces végétaux s'accumulent dans
« une eau toujours limpide, sans être jamais recou-
« verts par les relais d'un ruisseau fangeux. De là, la
« production de la tourbe et des marais.

« Ces marais sont donc alimentés comme le cours
« d'eau lui-même, uniquement par des sources. Ils ne
« forment pas une cuvette imperméable et sans écoule-
« ment qui emmagasine des eaux de superficie ; le sol
« qui les supporte est perméable comme un crible et
« laisse passer l'eau ascendante des nappes souter-
« raines. L'humidité du marais vient donc des sour-
« ces ; elle est sans cesse renouvelée par la nappe

« souterraine et jamais elle n'y peut rentrer parce
« qu'elle est toujours repoussée par la pression en
« vertu de laquelle les sources jaillissent. Si par une
« opération quelconque on pouvait diminuer d'une
« quantité suffisante cette pression des nappes sous
« toute la surface de la vallée, l'eau du marais, du
« ruisseau, des sources disparaîtrait en très peu de
« temps.

« On a donc la certitude quand on voit sortir une
« source de la craie dans un marais de la Champagne
« que cette source ne reçoit pas une goutte d'eau du
« marais. Comme ce marais lui-même, elle est ali-
« mentée par les nappes souterraines.

« Ces considérations s'appliquent exactement à la
« vallée de l'*Ardon*. Le ruisseau et le marais sont ali-
« mentés exclusivement par les nappes d'eau des vastes
« plaines crayeuses qui les entourent ; les sources
« émissaires de ces nappes ne reçoivent et ne peuvent
« recevoir une seule goutte d'eau du marais. »

L'eau de concession ne reçoit donc pas une goutte
d'eau de marais, pas plus que la source du Plumat.
Comme celle-ci elle est limpide, sans odeur, agréable
à boire, de conservation indéfinie. Sans doute, elle est
calcaire, mais qu'importe ? La plus belle ville du
monde ne peut donner que ce qu'elle a. Au surplus,
n'est-il pas préférable de boire un verre d'eau contenant quelques centigrammes de carbonate de chaux
plutôt qu'une eau chimiquement pure qui contiendrait
un seul coli-bacille ?

Dans la crainte que la composition de cette eau ne
présente de trop grandes variations, j'ai demandé des
analyses faites à des dates différentes (1892, 1896, 1898),
la moyenne de ces analyses (tableau V) a donné :

25° hydrotimétriques ;

0,20 carbonate de chaux ;

0,02 sulfate de chaux ;

0,03 chlore ;

1 miligramme 10 de matière organique.

La numération des microbes faite en 1896, indiquait 260 colonies par cc., il s'agissait de microbes inoffensifs tels que le bacillus aquatilis.

Pas d'espèces pathogènes.

Une dernière analyse faite le 24 décembre 1903 au laboratoire départemental de bacténologie a donné des résultats presqu'identiques :

24 hydrotimétriques ;

0,175 carbonate de chaux ;

0,042 sulfate de chaux ;

0,028 chlore ;

1 milligramme 0,4 de matière organique.

Pas d'espèces pathogènes.

Cette eau a donc toutes les qualités de l'eau potable ; elle cuit les légumes, dissout le savon sans former de grumeaux ; elle n'est pas séléniteuse et surtout, *elle ne contient pas de microbes dangereux.* Voilà le point essentiel. Les sels de chaux à l'état de carbonates ne sont pas nuisibles dans l'eau de consommation, on peut même dire, qu'à petites doses, ils sont utiles à la nutrition. Le seul défaut qu'on puisse leur reprocher, c'est de rendre l'eau un peu dure, spécialement en hiver. Il est facile de corriger ce défaut par l'ébullition préalable qui enlève une partie de cette chaux. On peut aussi la remplacer, pour la toilette de la peau, par l'eau de citerne.

Il faut remarquer qu'elle est meilleure à ce point de vue que l'eau de Bousson qui faisait les délices des Laonnois jusqu'en 1873.

L'usine hydraulique occupe une superficie de 2.500 mètres avec un périmètre de protection de 2 hectares 21ᵉ. Ce terrain planté d'espèces résineuses a été acheté en 1896 après l'épidémie de fièvre typhoïde du faubourg d'Ardon ; il était urgent de soustraire la nappe d'eau souterraine aux causes d'infection qu'aurait pu produire l'épandage de fumiers et d'immondices sur des champs cultivés. La municipalité a été heureusement inspirée en faisant cette acquisition, elle a garanti la pureté de l'eau dans le présent et dans l'avenir. L'eau de pluie qui traverse le sol arrive aux sources sans la moindre parcelle de matière organique ; la petite quantité de ces matières d'origine végétale, qui peut y être entrainée est brulée par l'oxygène avec lequel elle entre en contact.

Le puisard est rempli d'une nappe d'eau claire et limpide qui atteint une profondeur de 3 à 5 mètres. Elevée par les machines dans un réservoir situé à la côte 188^{m}60, elle est, de là, distribuée en ville et dans les faubourgs, excepté celui d'Ardon qui possède depuis 1895 une canalisation particulière. On a utilisé pour l'alimentation de ce faubourg l'eau de la fontaine de Bousson qui, grâce à la différence de niveau s'écoule dans les conduites par son propre poids. Un peu trop calcaire (46°) elle est surtout remarquable par la très petite quantité de matière organique qu'on y trouve (0^{mg}25). Elle ne contient pas de coli-bacilles, on y compte très peu de germes, inoffensifs (250 par c. c.) (tableau IV).

La concession de la compagnie des eaux expirant en 1903, un nouveau traité va permettre d'étendre et d'améliorer les canalisations, d'augmenter le nombre des bornes-fontaines. Je n'insiste pas sur les avantages qui en résulteront, M. Ermant, maire de la ville, a traité la question avec tous ses détails dans l'exposé si complet et si lumineux qu'il a présenté au conseil municipal dans la séance du 8 mai 1903. Il a commencé ce travail par un témoignage de gratitude envers son prédécesseur M. Vinchon auquel reviennent l'initiative et la réalisation du projet d'alimentation de la ville en eau potable.

C'est en souvenir de ce bienfait et aussi de sa conduite héroïque pendant la guerre de 1870, que le conseil municipal a décidé, sur ma proposition, de donner le nom de *rue Vinchon* à l'ancienne rue des Bouchers (1).

Je ne puis terminer cette étude sans remercier M. Gaillot qui, avec son obligeance inlassable, m'a communiqué tous les documents nécessaires. Les analyses nombreuses faites à son laboratoire me permettent de conclure que : *L'eau de concession de la ville de Laon est de bonne qualité, elle ne contient aucune espèce pathogène, elle est à l'abri de toute contamination ; on peut la consommer en toute confiance.*

---

(1) C. R. des séances du Conseil municipal de Laon 1897, page 154.

TABLEAU N° I.

Analyses des Eaux du plateau par MM. Dominé et Jozon en 1865.

1	Puits de la Comédie . . .	54°	hydrotimétrique
2	— rue Sérurier (Asile). .	92°	—
3	— de l'évéché	27°	—
4	— de la rue du Change .	88°	—
5	— rue St-Pierre-au-Marché	56°	—
6	— de la Plaine	38°	—
7	— rue des Bouchers près du Collège	32°	—
8	— rue des Bouchers près la Manutention . .	36°	—
9	— rue des Bouchers près la porte d'Ardon . .	40°	—
10	Fontaine porte d'Ardon . .	52°	—
11	Puits rue Ste-Geneviève . .	36°	—
12	— impasse Ste Geneviève .	50°	—
13	— rue des Harengs. . .	72°	—
14	— rue Châtelaine . . .	52°	—
15	— rue David.	100°	—
16	— dans le mur du rempart rue David	40°	—
17	— rue du Chat	58°	—
18	Fontaine Cottereaux ou Dalhaye.	54°	—
19	Fontaine St-Just.	57°	—
20	Puits rue fosse St-Julien . .	66°	—
21	— place St-Julien . . .	56°	—
22	— rue de la Congrégation.	70°	—
23	— de l'ancien Collège . .	44°	—
24	— du Champ St-Martin .	36°	—
25	Fontaine Gaillot ou Classon.	44°	—
26	— des Creuttes. . .	52°	—
27	— de la tour penchée.	42°	—
28	Puits rue St-Etienne . . .	24°	—
29	— place St-Etienne. . .	33°	—
30	— rue St-Pierre	40°	—
31	— rue St-Jean	72°	—
32	— —	82°	—
33	Fontaine des Chenizelles . .	60°	—

TABLEAU No II.

Analyses des puits et fontaines des faubourgs de Laon faites par M. Belgrand en 1869.

1° *Vaux.*

1 Puits de l'Avenue de la Gare . .	31°50 hydrotrimétrique
2 — vis-à-vis du bureau d'octroi .	45° —
3 — ruelle de la tuilerie . . .	27°90 —
4 — de Crécy	25°20 —
5 — à l'embranchement de la route	
de Reims	30°36 —
6 — rue du Pontceau	33°38 —
7 — de la Hurée	35°60 —

2° *Ardon.*

8 Fontaine Bousson.	35°16 —
9 Puits de la Place	27°59 —
10 — rue de l'Eglise	25°81 —
11 — rue de Semilly	26°26 —

3° *Semilly.*

12 Fontaines des 2 Pigeons. . . .	21°36 —
13 — de l'Abreuvoir . . .	26°70 —
14 Puits de la Place	28°04 —

4° *La Neuville.*

15 Puits rue de Molinchart	27°59 —
16 — — (Extrémité	
du faubourg)	44°06 —
17 Fontaine de La Neuville. . . .	30°71 —
18 Puits près de Montreuil	31°15 —

5° *St-Marcel.*

19 Puits de Besny.	33°82 —
20 — de la Place	28°04 —

(Ces deux tableaux sont pris dans le rapport de M. Belgrand sur les Eaux de Laon, 1869).

TABLEAU III.

Analyses faites à la Station Agronomique de l'Aisne en 1898.

NUMÉROS	DÉSIGNATION	APPARENCE	DEGRÉ hydrotimétrique	PAR LITRE, EN MILLIGRAMMES							MICROBES pathogènes.	CONCLUSIONS.
				Carbonate de chaux	Sulfate de chaux.	Sulfate de magnésie.	Ammonia- que.	Nitrates et nitrites.	Chlore.	Matières organiques (1)	(2)	
1	Champ-St-Martin.	trouble	48	195	14	287	0	traces	252	2.5	+	mauvaise.
2	Place du Lycée	louche	30	154	28	137	0	traces	40	1.	—	potable.
3	Rue Devismes.	louche	42	216	14	112	notable quantité	0	108	2.4	+	mauvaise.
4	Place St-Julien	limpide	46	238	14	212	0	traces	196	1.1	—	t. médioc.
5	Rue Fosse St-Julien.	id.	48	195	14	265	0	id.	148	1.5	—	id.
6	Rue du Chat.	id.	54	247	84	212	0	id.	128	1.75	—	id.
7	Place Hôtel-de-Ville (pompe théâtre)	id.	51	236	56	250	0	id.	168	1.25	+	mauvaise.
8	Fontaine Chenizelles	louche	50	247	28	212	0	id.	180	2.25	+	id.
9	Rue Ste-Geneviève.	trouble	41	216	84	125	0	id.	72	1.	+	id.
10	Fontaine Porte d'Ardon . . .	louche	48	216	28	262	0	id.	128	0.63	+	id.
11	Rue Porte Lupsault.	limpide	38	154	70	150	0	id.	52	0.38	+	id.
12	Puits du Palais de Justice . .	id.	25	133	14	112	0	id.	24	1.5	—	médiocre

NOTA. — (1) La matière organique est évaluée en oxigène emprunté au permenganate de potasse.
(2) Les espèces pathogènes ont été déterminées par les réactions microbiologiques suivantes : culture à 42°
en milieu phéniqué au 1/1000 : réaction de l'indol dans les cultures : fermentation du lactose et coagulation du
lait stérile ; culture sur le milieu ioduré d'Elsner ; le colibacille a été reconnu morphologiquement dans toutes
les eaux marquées du signe +.

TABLEAU IV.

Analyse des eaux des puits et fontaines des faubourgs, faites au laboratoire départemental de bactériologie.

DATES.	DÉSIGNATION.	Degré hydrotimétrique	Carbonate de chaux.	Sulfate de chaux	Sels de magnésie	Chlore	Ammoniaque.	Nitrate.	Nitrites.	Matières organiques.	CONCLUSIONS.
20 déc 1898.	Pompe, maison Clarot, Vaux.	31	0,113	0,014	0,200	0,048	0	traces	0	1,»	Pas.
Id.	Pompe, ruelle de la Tuilerie, Vaux	29	0,093	0,014	0,137	0,060	beauc.	Id.	traces	37mg	Coli-bacille.
Id.	Pompe, rue du Pontceau	40	0,103	0,154	0,162	0,080	traces	Id.	Id.	1,6	Pas d'espèces pathogènes
Id.	Pompe, rue de l'Église	47	0,113	0,210	0,175	0,088	Id.	Id.	Id.	2,»	Id
Id.	Pompe, rue de la Hurée.	48	0,144	0,210	0,137	0,080	Id.	Id.	Id.	2,»	Id.
Id.	St-Marcel. — Rue de Laon.	28	0,124	0,042	0,005	0,036	0	Id.	0	2,3	Id.
Id.	— Rue de Besny.	36	0,144	0,042	0,162	0,108	0	Id.	traces	1,»	Id.
Id.	Laneuville. — Pompe, près le Soleil d'Or	28	0,124	0,014	0,150	0,048	0	Id.	0	0,7	Id.
Id.	Pompe, rue de Molinchart	28	0,113	0,056	0,087	0,040	traces	Id.	traces	1,5	Id.
Id.	Pompe, rue des Vaches	28	0,113	0,056	0,087	0,028	0	Id.	0	1,»	Id.
Id.	Fontaine de Laneuville	28	0,124	0,098	0,032	0,012	0	Id.	0	0,80	Id.
Id.	Semilly.- Pompe sur la Place.	36	0,185	0,014	0,175	0,044	0	Id	0	0,80	Id.
Id.	Leuilly. — Fontaine contre l'abreuvoir.	31	0,165	0,014	0,162	0,040	0	Id.	0	1,6	Id.
Id.	— Fontaine des 3 Pigeons.	24	0,041	0,140	0,087	0,020	0	Id	0	1,3	Id.
Id.	— Fontaine, près la maison Lor	28	0,032	0,070	0,087	0,032	0	Id	0	1,»	Id.
17 mai 1899.	Puits Pommera, à Vaux	102	0,31	0,49	0,35	0,160	traces	Id.	traces	0mg125	Présence du Coli-bacille.
9 août 1899.	Puits Rouillon, à Vaux	26	0,185	0,014	0,050	0,032	beauc.	Id	Id.	1mg80	Pas d'espèces pathogènes
18 oct. 1899.	Fontaine Gaillot	56	0,319	0,112	0,162	0,052	0	Id.	0	2mg50	Id.
11 oct. 1898.	Puits Hannique, à Vaux.	24	0,175	0,014	0,050	0,012	traces	Id	traces	1mg66	Id.
30 juin 1902.	Puits Meich, av. Gambetta.	25	0,175	0,070	0,025	0,020	tr l. traces	Id.	0	1mg35	Id.
5 sept. 1895.	Fontaine de Bousson.	46	0,24	0,084	0,025	0,040	0	Id.	0	0mg25	250 germes par C3. Pas de Coli-bacille Eau prise dans la source.

TABLEAU V.

Analyse de l'eau de la concession prise dans les conduites.

DATES	PROVENANCE.	Degré hydrotimétrique	Carbonate de chaux par litre.	Sulfate de chaux.	Sels de magnésie (en sulfates).	Chlore.	Ammoniaque.	Nitrates	Nitrites	Matières organiques Milligr. p. litre	ANALYSE bactériologique.
7 juillet 1892.	Eau de la ville.	28	0,23	0,014	0,020	0,039	0	traces	0	1mg12	0
25 avril 1896.	Id.	25	0,19	0,018	0,016	0,014	0	Id.	0	0mg80	260 colonie par centim cube. Pas d'indol.
23 nov. 1888.	Id.	23	0,18	0,020	0,025	0,030	0	Id.	0	1,37	Pas d'espèces pathogènes
Moyenne de l'eau de la ville prise dans les conduites......................		25	0,20	0,020	0,020	0,027	0	traces	0	1mg10	Pas d'espèces pathogènes

Échantillon d'eau de la Ville remis le 24 décembre 1903.

Degré hydrotimétrique... 24°
Carbonate de chaux.. 0,175
Sulfate de chaux.. 0,042
Sels de magnésie (en sulfates)...................................... 0,013
Chlore.. 0,028
Ammoniaque... 0
Nitrates... traces
Nitrites... 0
Matière organique évaluée en oxygène emprunté au permanganate de
  potasse... 1mg04

} par litre.

ANALYSE BACTÉRIOLOGIQUE : Pas d'espèces pathogènes.

La moyenne de la mortalité à Laon, (ville et faubourgs), a été de *18,89 pour 1.000* habitants en 1902. Ce chiffre est *inférieur de 2,46* à la moyenne générale de 1901 (21,35) ; de 1,63 à la moyenne de la période décennale 1889-1898 (20,52) et *de 5,38* à la moyenne générale des villes de France de 10.000 à 20.000 habitants pour la période décennale de 1889-1898 (24,17).

(Statistique établie par M. Loncq, secrétaire du conseil départemental d'hygiène.)

PUBLICATIONS ANTÉRIEURES.

— *Étude sur la luxation compliquée du premier méta-tarsien.*

Avec LASSALAS (Gazette hebdomadaire, 1869).

— *Étude sur les fistules vésico-intestinales d'origine inflammatoire.*

(Gazette hebdomadaire, 1870).

— *Hydro-épiplocèle congénitale prise pour une hydrocèle simple. Ponction.*

(Gazette des hôpitaux, 1869).

— *Ablation d'un cancer du sein par la pâte de Canquoin. Ouverture de la cavité thoracique ; pleurésie puru-lente. Guérison.*

Avec LASSALAS (Gazette des Hôpitaux, 1869).

— *Paralysie de l'œsophage survenue pendant la gros-sesse. — Seconde grossesse. — Récidive.*

Avec LASSALAS (Bulletin de thérapeutique, 1869).

— *Étude sur les fistules vésico-intestinales.*

(Thèse inaugurale, 1870).

— *Observation d'une tumeur de la glande pinéale.*

(Gazette hebdomadaire, 1871).

— *Tubercules du cerveau. Lésions de la 3e circonvolution frontale gauche. Aphasie. Mort.*

(Union médicale du Nord-Est, 1877).

— *Observations de thoracentèse.*

(Bulletin médical de l'Aisne. 1877).

— *Hémorrhagie du corps vitré par plaie contuse du globe de l'œil.*

(Bulletin médical de l'Aisne, 1877).

— *Laryngite pseudo-membraneuse. Trachéotomie.*

(Bulletin médical de l'Aisne, 1877).

— *Pleurésie multiloculaire (tuberculeuse). Thoracentèse. Empyéme. Mort.*

(Union médicale du Nord-Est, 1878).

— *Un cas de thrombose des sinus de la Dure-mère.*
(Union médicale du Nord-Est, 1878).

— *Maladie bronzée d'Addison.*
(Bulletin médical de l'Aisne, 1878).

— *Etude sur le traitement de l'Endométrite fongueuse par
la cautérisation au fer rouge.*
(Bulletin médical de l'Aisne et Union médicale du Nord-
Est, 1878).

— *Fistule recto-vulvaire avec imperforation du rectum.
Opération.*
(Bulletin médical de l'Aisne, 1879).

— *Considérations sur le pronostic des hémorrhagies intes-
tinales dans la fièvre typhoïde.*
(Bulletin médical de l'Aisne, 1879).

— *Etude critique sur la mort subite et la syncope dans
la fièvre typhoïde.*
(Union médicale du Nord-Est, 1878 et Bulletin médical
de l'Aisne, 1879).

— *Observation d'obstruction intestinale. — Considérations
sur la pathogénie et le traitement de cette affection.*
(Bulletin médical de l'Aisne, 1880).

— *Clinique départementale d'ophtalmologie.*
Comptes-rendus des années 1883-84-85).

— *Rapports sur les épidémies observées dans l'Aisne, 1883,
1885, 1886. (Tirages à part).*

— *Croup latent. Diphtérie prolongée.*
(Union médicale du Nord-Est, 1886).

— *Etude sur le traitement des granulations oculaires par
les solutions de chloral.*
(Revue de clinique et de thérapeutique, 1887).

— *Traitement du diabète.*
(Revue clinique et thérapeutique, 1887).

— *Lipôme ulcéré. Tétanos. Extirpation. Guérison.*
(Revue clinique et thérapeutique, 1887).

— *Traitement de l'anthrax de la face par la teinture d'iode.*

(Revue clinique et thérapeutique, 1889, et Association française pour l'avancement des sciences).

— *De la contagion et de la prophylaxie de la fièvre typhoïde.*

(Revue clinique et thérapeutique, 1888). Tirage à part.

— *Du traitement et de la curabilité de la méningite.*

(Extrait de la Revue de clinique et thérapeutique, 1889.

— *Epidémiologie. — Prophylaxie de la rougeole et de la variole.*

(Extrait de l'Union médicale du Nord-Est, 1890-1891. — Matot-Braisne, éditeur).

— *Un cas de mélano-sarcôme de la cornée.*

(Recueil d'ophtalmologie, 1892).

— *Deux observations d'éclampsie puerpérale. Guérison par les injections hypodermiques de pilocarpine.*

(Gazette hebdomadaire, 1893).

— *Plaies de l'intestin traitées par le bouton anastomotique de Murphy.*

(Gazette hebdomadaire, 1896).

— Note sur le diagnostie de la *Psittacose*, lue à l'Académie de médecine.

(Gazette hebdomadaire et Journal des praticiens, 1897).

— Traitement de l'*Appendicite suppurée.*

(Revue de Clinique et de thérapeutique, 1898).

— *Deux cas de splénectomie.*

(Congrès de Chirurgie. Gazette hebdomadaire, 12 décembre 1901).

— *Prophylaxie de la variole* (isolement, désinfection, vaccination.

(Revue d'hygiène. — Juillet 1902).

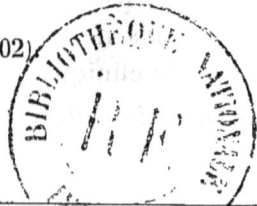

LAON. — Imp. du *Journal de l'Aisne*, 22, rue Sérurier.

www.ingramcontent.com/pod-product-compliance
Lightning Source LLC
Chambersburg PA
CBHW071408200326
41520CB00014B/3339